LES ANGINES

Le Croup et son Traitement

PAR

P. GUÉTIN

Prix : **2** Francs.

MOULINS

L'AUTEUR, 16, RUE DU CERF-VOLANT

—

1892

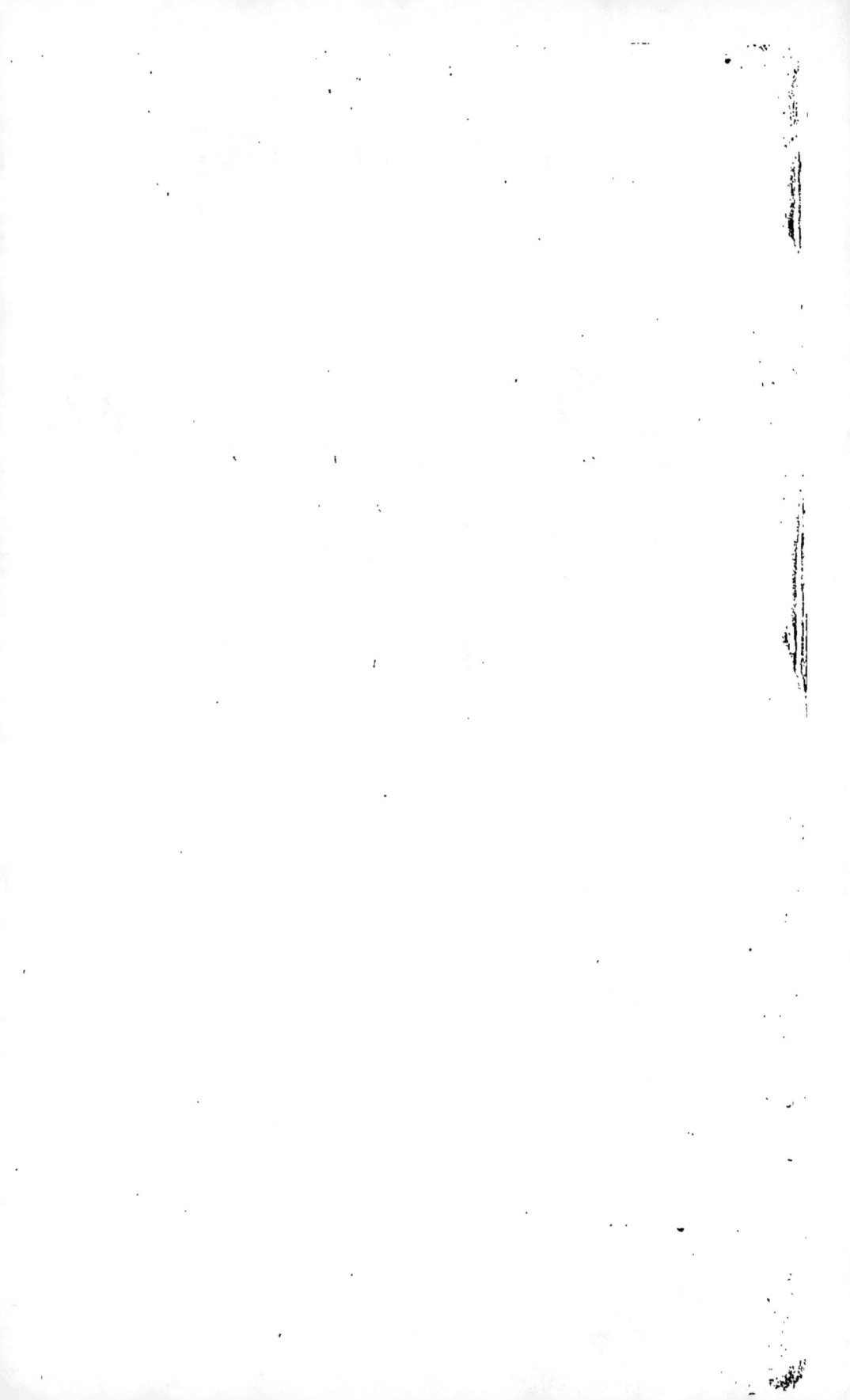

LES ANGINES

Le Croup et son Traitement

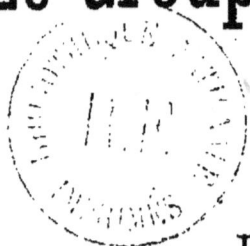

PAR

P. GUÉTIN

===

Prix : **2** Francs.

===

MOULINS

CHEZ L'AUTEUR, 16, RUE DU CERF-VOLANT

1892

LES ANGINES

LE CROUP ET SON TRAITEMENT

I

Les diverses Angines.

Définition. — Le mot angine vient de *ango*, dérivé lui-même d'un mot grec qui signifie *étreindre, prendre au cou, étrangler*.

Pour les Latins, la maladie qui *prenait au cou* et occasionnait une gêne dans la respiration et la déglutition était une *angine*.

Plus tard, on donna le nom d'angine à toute affection dans laquelle on éprouvait une difficulté pour respirer ou pour avaler, par suite d'un obstacle placé soit au-dessus du poumon, soit au dessus de l'estomac.

On distingua alors les angines suivantes : *tonsillaire, pharyngée, œsophagienne, laryngée, trachéale* et *de poitrine*.

Généralités. — Dans les affections qui frappent tout l'organisme humain, la gorge se trouve atteinte au même titre que les autres organes, et par suite il y a de l'angine plus ou moins prononcée.

Parmi les affections qui sont le plus souvent accompagnées d'angines, il convient de citer la fièvre typhoïde, la fièvre intermittente, les fièvres éruptives, telles que la variole, la scarlatine et la rougeole, la morve, les maladies charbonneuses et la syphilis.

La gorge étant le « vestibule des voies respiratoires et digestives », il en résulte qu'elle peut et doit être malade toutes les fois qu'il y a maladie de l'une ou de l'autre de ces deux voies.

On divise les angines en *angines aiguës* et *angines chroniques*. Les premières sont simples ou spécifiques, et les secondes sont presque toujours engendrées par la disposition générale d'un organisme atteint d'une ou plusieurs affections locales.

Nous ne parlerons ici que des angines qui donnent lieu à la formation de fausses membranes, et plus spécialement de l'angine couenneuse.

* * *

Angine gangréneuse. — Quelques mots seulement sur cette terrible maladie, qui aboutit généralement à une catastrophe.

Dans l'angine gangréneuse circonscrite, dit VALLEX, la membrane muqueuse présente des plaques ovales ou circulaires, de la dimension d'une petite lentille à une pièce d'un franc. Leur teinte est d'un gris foncé noirâtre, ou même entièrement noire ; une odeur putride s'en exhale et leurs bords sont jaunâtres et déchiquetés.

D'après HUXHAM, le sang est couvert d'une couenne légère, blanchâtre ou livide, assez tenace ; mais immédiatement au-dessous il est verdâtre, comme une espèce de gelée, et au fond sans consistance.

Ces caractères sont les mêmes que ceux qu'ont trouvés MILARD et PETER, dans l'angine diphthérique maligne.

Les symptômes de cette angine débutent quelquefois par une violente inflammation ; mais il arrive aussi que la gangrène se déclare simultanément. On constate alors de la faiblesse générale accompagnée de vertiges, maux de tête, nausées et parfois vomissements. Le pouls augmente, la température du corps s'élève et il se produit à fleur de peau de petites sueurs visqueuses. L'haleine devient fétide, dégage une odeur de matières fécales ; la parole est embarrassée, la voix nasillarde et la déglutition des aliments et de la salive même fort douloureuse.

Bientôt, la fièvre putride s'empare du malade, les fonctions digestives se ralentissent, la température du corps s'abaisse, les battements du cœur fléchissent — à tel point que M. GUBLER a vu le pouls d'un malade tomber à 18 pulsations à la minute, — et la peau prend une teinte violacée, comme dans le choléra.

La mort ne tarde pas à survenir, par syncope ou par accident comateux, le malade conservant jusqu'au bout son entière lucidité d'esprit.

⁎

Angine pultacée. - Suivant M. TROUSSEAU, c'est l'angine des gens affaiblis et des vieillards, c'est-à-dire l'angine résultant du mauvais état général de l'organisme.

On remarque, au début de la maladie, les symptômes habituels : frissons, malaises, courbature générale, inappétence. La fièvre est peu accusée, à moins que l'affection n'accompagne la fièvre typhoïde ou une fièvre éruptive. Par suite du gonflement des ganglions maxillaires, la salivation devient abondante et l'on ne tarde pas à observer, sur les amygdales, de petites taches pâles qui finissent par blanchir assez rapidement. Elles sont très peu épaisses, offrent un aspect crémeux et sont peu adhérentes à la membrane muqueuse ; le moindre effort suffit à les détacher.

Cette angine n'offre pas de gravité. Michel PÉTER, qui a été le premier à en reconnaître la nature, dit qu'elle est à peine différente de l'angine simplement inflammatoire.

Sa durée est de cinq à six jours seulement.

✳

Angine tonsillaire. — Cette angine, que l'on connaît plutôt sous le nom d'*amygdalite,* est amenée par la production anormale d'une matière appelée sébum, et caractérisée par la formation de plaques blanches affectant la forme de disques isolés, sur les membranes qui tapissent la gorge.

Cette affection n'a aucune gravité.

✳

Angine du muguet. — Elle est caractérisée par de petites taches d'un blanc crêmeux. Ses symptômes se confondent avec ceux de la stomatite, dont elle est toujours accompagnée. On l'observe chez les enfants chétifs, mal soignés, mal nourris ou chez les adultes atteints de cachexie.

✳

Angine herpétique. — Sa cause la plus fréquente est le froid. Elle débute par des vésicules qui finissent par se crever, et par former de petites plaques blanchâtres, très adhérentes à la muqueuse, par suite de leur nature cicatricielle.

Si l'on n'a pas, dès le début de la maladie, constaté la formation des vésicules, l'angine herpétique peut parfaitement être confondue avec l'angine diphthérique.

* * *

Angine scorbutique. — Aussi rare que le scorbut, cette affection débute par de la fièvre non persistante. La gorge devient douloureuse et l'on ne tarde pas à voir apparaître, sur les amygdales et la luette, des taches blanches autour desquelles la membrane muqueuse s'ulcère pour répandre une odeur putride.

* * *

Angine érysipélateuse. — Dans cette affection, qui a été particulièrement observée par M. CORNIL, il se forme, sur le voile du palais et la luette, des ampoules qui contiennent ordinairement un liquide séreux et quelquefois du sang.

Au bout de quelques heures, ces ampoules se crèvent et leur enveloppe s'applique sur la membrane muqueuse, pour y former de petites plaques rondes, molles, d'un blanc jaunâtre et se détachant sous le moindre effort.

Angine des fièvres éruptives. — L'angine est une affection qui accompagne généralement la scarlatine et la rougeole. Deux ou trois jours après l'apparition de la fièvre éruptive, on voit les amygdales se couvrir de produits blanchâtres, qui peuvent disparaître momentanément et se renouveler d'une façon rapide. Dans cette affection, ce qu'il faut redouter, c'est la formation d'abcès dangereux, à la suite du gonflement des ganglions sous-maxillaires.

Il est des cas très graves où l'angine des fièvres éruptives agit à la façon du croup, en envahissant les voies respiratoires. Dans ce cas, la toux est fréquente, la voix devient rauque, enrouée, et finit par s'éteindre.

L'angine de la variole, que l'on pourrait considérer comme dangereuse, vu la nature de l'affection dont elle dérive, est la moins importante de toutes celles qui sont engendrées par les fièvres éruptives. C'est une angine simplement pustuleuse qui se borne à entraîner quelquefois la suffocation du malade.

La fièvre typhoïde amène généralement des angines beaucoup plus sérieuses que celles des autres fièvres, et entre autres, l'angine diphthérique.

※

Angine charbonneuse. — Cette affection ressemble à l'angine gangréneuse, dont elle a, on le comprend, toute la gravité, pour ne pas dire plus.

Angine des agents toxiques. — Dans les usines où l'on prépare les matières toxiques, telles que l'iode, les acides, les alcalis, les sels, etc., on constate parfois des angines avec taches, qui sont produites par l'imbibition ou l'absorption de ces agents. Ces angines sont très guérissables et la plupart cessent d'ailleurs dès que le malade s'éloigne de leur cause.

⚛

Angine couenneuse ou dippthérique. — L'angine couenneuse ou diphthérique, est la manifestation, à la gorge, d'une affection générale : la diphthérie. Elle précède généralement le croup.

C'est une maladie infectieuse et contagïeuse, dans laquelle le tissu enflammé des muqueuses sécrète de la fibrine sous la forme de couenne.

Cette sécrétion a une grande tendance à l'envahissement des voies respitoirares.

M. TROUSSEAU a reconnu que l'angine diphthérique peut tuer tout en restant pharyngée, qu'elle tue alors par le seul fait de sa gravité première ; que cette gravité, elle la doit à sa nature même ; qu'il y a donc autre chose dans la maladie que le fait matériel de la fausse membrane ; que si celle-ci peut, à un moment donné, étrangler, en amenant le croup, la maladie qui produit la couenne peut tuer par l'infection même de l'organisme. (1)

L'angine couenneuse peut survenir soit au milieu de la santé, soit dans le cours ou à la suite d'une maladie ; de là, deux sortes d'angines diphthériques : l'angine primitive et l'angine secondaire.

Les causes qui produisent la première sont généralement le froid, l'humidité, l'infection ou la contagion.

Une saison humide et froide, à brusques changements de température, comme nous en subissons depuis plusieurs années, exerce une grande influence sur le développement des angines et en particulier de la diphthérie.

Parmi les individus qui ont le plus de prédisposition à l'angine diphthérique, il faut citer ceux qui ont de l'hypertrophie des amygdales et ceux qui sont dans la misère.

Dans nos climats, l'angine diphthérique est à l'état endémique, mais elle revêt volontiers, à certaines époques de l'année et dans certaines régions, la forme épidémique.

Aussi légère soit-elle, l'angine couenneuse est éminemment contagieuse.

---

(1) *Dictionnaire encyclopédique des sciences médicales.* — A. Dechambre.

Les docteurs Roger et Peter, qui ont spécialement étudié les diverses formes de l'angine, rapportent les faits suivants :

« Dans une famille, le mari d'une domestique est atteint, le 8 septembre, d'angine couenneuse contractée à la suite d'un refroidissement ; sa femme, qui le soigne, a une angine couenneuse quatre jours après son mari. Le 16, elle est convalescente, et, finalement, guérit comme son mari. Dix jours plus tard, un très jeune enfant, dont elle était la bonne, est pris de fièvre ; puis il a de l'angine, puis cette angine devient couenneuse. Les symptômes s'aggravent assez lentement d'abord ; cependant, au bout de douze jours, la situation devient périlleuse, le larynx se prend et l'enfant meurt du croup le surlendemain de l'opération, au milieu des symptômes de l'intoxication la plus manifeste. Ce petit malade était soigné par le docteur Gillette ; lui-même présente, le lendemain de la trachéotomie, les symptômes de l'angine couenneuse et il meurt aussi du croup, quatre jours après son malade. (1) »

Cette succession de faits démontre que l'angine diphthérique la plus bénigne est contagieuse et qu'elle peut se transformer en angine grave, suivant la disposition de l'organisme atteint.

La durée approximative de l'incubation de l'angine diphthérique est de deux à huit jours, et

---

(1) Dechambre. — Ouvrage précité.

une première atteinte ne crée pas l'immunité : les cas de récidive sont même fréquents. Ainsi, l'auteur de ces lignes a été atteint cinq fois, de 11 à 24 ans.

L'angine diphthérique secondaire se développe sous l'influence d'une autre maladie, telle que la scarlatine, la rougeole, la coqueluche ou la fièvre typhoïde.

Lorsqu'elle est consécutive à la scarlatine, l'angine est ordinairement limitée à l'arrière-gorge dès le début, avec tendance à se propager dans les voies respiratoires ; au contraire, lorsqu'elle est consécutive à la rougeole, à la fièvre typhoïde et à la coqueluche, l'angine envahit entièrement, et d'une façon rapide, lesdites voies.

La membrane muqueuse de la gorge peut se montrer, dans l'angine diphthérique secondaire, sous trois aspects, qui sont les trois phases successives du développement du mal : 1° rougeurs sans fausse membrane ; 2° fausse membrane avec rougeur ; 3° fausse membrane sans rougeur.

Les fausses membranes de l'angine couenneuse affectent la forme de plaques. Quand elles sont récentes, elles forment sur les amygdales une ou plusieurs plaques lisses et adhérentes, qui deviennent dans la suite irrégulières.

Les ganglions lymphatiques sont toujours tuméfiés et leur gonflement suit la gravité du mal.

Dans l'angine diphthérique toxique, qui est de l'ordre secondaire, les fausses membranes sont d'un gris sale, jaunâtres par infiltration de pus, ou noirâtres par infiltration de sang. Les ganglions sont horriblement tuméfiés et ramollis et à l'autopsie on constate une altération spéciale du sang.

⁕

Symptômes de l'angine couenneuse. — Dans l'angine diphthérique légère, qui est la plus rare de toutes, le malade est pris d'un accès léger de fièvre qu'accompagnent de la courbature et des maux de tête ; au bout de 1 1 es heures, la douleur se fait sentir à la gorge et le malade éprouve de la difficulté à avaler les aliments et même sa propre salive. Les ganglions se gonflent légèrement et les muqueuses de la gorge se couvrent de fausses membranes qui disparaissent pour se renouveler ensuite. La durée de cette affection ne va guère au-delà de huit jours et elle disparaît sans traitement spécial.

On aurait tort de ne pas ajouter d'importance à cette affection, car il est impossible à quiconque de juger, d'une façon sûre, si les fausses membranes qui tapissent la gorge sont appelées à disparaître d'elles-mêmes ou à se propager vers les voies de la respiration.

On doit donc toujours avoir recours à un traitement sérieux et immédiat, envisager la maladie comme susceptible de s'aggraver rapidement.

Dans la forme grave de l'angine couenneuse, le malade est pris d'un frisson qui se répète à intervalles très rapprochés ; puis viennent les maux de tête, la lassitude générale et le dégoût des aliments. Ce début dure ordinairement un jour ou deux, et s'il s'agit d'un tout jeune enfant, ces symptômes peuvent être accompagnés de vomissements, voire même de convulsions. La douleur ne tarde pas à se faire sentir dans la gorge, surtout quand le malade avale sa salive, en même temps qu'un gonflement des ganglions se produit.

Au bout d'une période qui peut varier de 12 à 36 heures, apparaissent les symptômes spécifiques de l'angine couenneuse. Les fausses membranes prennent naissance sur les muqueuses des amygdales par plaques qui, au bout d'un certain temps, finissent par tapisser l'intérieur de la gorge. La couleur de ces plaques varie du blanc mat au blanc grisâtre et même verdâtre et les parties des membranes muqueuses non envahies sont d'un rouge ardent, quelque peu violacé. Les amygdales et la luette sont tellement gonflées qu'elles se touchent. La respiration devient dès lors difficile et bruyante et la voix prend un son guttural. La fièvre se maintient. Le malade éprouvant sans cesse le besoin de cracher, il en résulte une insomnie qui le fatigue énormément. La figure se colore, l'œil devient brillant, la bouche s'entr'ouvre, la physionomie prend une expression d'anxiété et la langue se charge d'un enduit jaunâtre et épais.

Au bout de quatre à six jours, la maladie s'aggrave, ainsi qu'il résulte d'observations cliniques.

Dans ce cas, elle prend rapidement l'aspect infectieux qui entraîne la mort à bref délai.

Les fausses membranes prennent alors une teinte sale, grise ou noirâtre et laissent exhaler une odeur repoussante ; le pouls s'accélère tout en diminuant de force et le malade s'affaiblit ; la toux devient rare, un peu douloureuse, parfois rauque, ainsi que la voix, et tous les aliments sont vus avec répugnance. Il y a constipation, sauf dans les derniers jours où la diarrhée peut se déclarer en même temps que l'albuminurie. Le teint se défait, les lèvres prennent une coloration violette ; les yeux se cernent, s'enfoncent dans leur orbite et deviennent ternes ; la physionomie indique l'abattement, la tristesse, l'indifférence.

« Dans le croup, dit M. ARCHAMBAUD, la gêne de la respiration commence, d'habitude, à augmenter le soir, s'accentue pendant la nuit, comme les autres symptômes, d'ailleurs ; au jour, il se fait souvent une légère détente. Mais c'est aussi fort souvent à la même heure, après une nuit d'agitation et d'angoisse, que se montrent les signes de l'asphyxie.

« L'enfant dort, et à mesure que le sommeil se prolonge, on entend, on sent au sifflement laryngé, on voit par les efforts instinctifs que l'air passe de plus en plus difficilement ; le petit malade fait un mouvement brusque, se rejette dans une autre position, tout en sommeillant ; ce changement est suivi d'un instant de calme, puis nouvelle recrudescence de la dyspnée laryngée, et alors nouvelle agitation et nouveau déplacement pour trouver une position plus favorable à la respiration ; après ces agitations et ces changements, au milieu d'un demi-sommeil troublé, l'enfant se dresse sur son séant, commence un cri qui ne sort pas, ou ébauche une quinte de toux et est saisi d'un violent accès de suffocation. Si c'est le jour, ou que pendant la nuit l'enfant ne dorme pas, il change souvent d'attitude, est agacé, irritable, veut une chose et la repousse, mordille ses lèvres, demande à quitter son lit et à passer dans les bras de ceux qui le soignent, paraît inquiet, anxieux, pendant que la respiration devient de plus en plus serrée au larynx et que les ailes du nez se dilatent puissamment.

« Enfin, brusquement, à l'occasion d'une contrariété parce qu'il a essayé de boire, qu'il a toussé, éclate l'accès de suffocation. (1) »

---

(1) DECHAMBRE. — Ouvrage précité.

Lorsque l'angine couenneuse tend, au contraire, vers la guérison, la fièvre diminue, le pouls se ralentit, les maux de tête disparaissent et la douleur de la gorge s'amoindrit, en même temps que les ganglions diminuent de volume ; l'appétit revient, et avec lui le sommeil réparateur et les forces.

Le malade peut être considéré comme guéri, à la condition qu'il ne commettra, durant une vingtaine de jours, aucune imprudence.

II

Traitement.

L'angine couenneuse étant à la fois une maladie locale et une affection générale, il s'ensuit que son traitement doit être à la fois local et général, en même temps qu'on doit le rendre préventif vis-à-vis de tous ceux qui entourent le malade.

Comme traitement préventif, le meilleur de tous est l'isolement. Il faut éloigner immédiatement les enfants qui se trouvent en contact journalier avec le malade et cet éloignement doit durer de 20 à 30 jours.

Dès qu'un enfant se plaint de la gorge et qu'il tousse, il faut le soumettre à une visite des voix aériennes ; c'est le seul moyen d'éviter une aggravation que l'on soignerait en vain, si la maladie était prise trop tard.

Il est à remarquer que les sujets qui ont déjà été atteints sont plus exposés que quiconque à être repris par la maladie.

Nous avons vu de quelle façon débute l'angine couenneuse. Il faut donc, dès qu'un enfant se plaint de la gorge et qu'il tousse, inspecter ses voies respiratoires, sans perdre de temps. Car il faut se bien pénétrer que le point essentiel, dans cette maladie, est d'arriver à temps. Prendre le mal à son début, tout est là.

Pour visiter la gorge de l'enfant, il faut prendre une cuiller, la lui appliquer sur la langue en lui faisant prononcer la lettre A. S'il résiste, il faut qu'une personne le place entre ses jambes en lui renversant légèrement le corps en arrière et en lui maintenant les mains, pendant qu'une seconde personne lui saisit le nez avec la main gauche, et que la droite introduit la cuiller dans la bouche, que le malade est obligé d'ouvrir pour respirer. On arrive ainsi à explorer toute la gorge, et si l'angine couenneuse est déclarée, on y aperçoit de petites taches blanches plus ou moins avancées. Ces taches vont en grandissant sans cesse et ne tardent pas à se rejoindre.

Dès que l'on a fait cette constatation, il faut se hâter de traiter le mal, ne pas perdre une seule minute.

Nombreux sont les remèdes employés dans le traitement du croup. C'est ainsi qu'on se sert du nitrate d'argent, du goudron, de la térébenthine, du jus de citron, des vomitifs, etc., et que l'on en est souvent réduit à recourir à une opération chirurgicale moins redoutable qu'on ne se l'imagine, la *trachéotomie*. Nous conseillons aux familles d'y recourir sans hésiter toutes les fois que les remèdes seront impuissants sur la maladie de leurs enfants, pour une cause ou pour une autre.

Toutefois, nous avons le plaisir de pouvoir dire aux pères et mères de famille sérieux, qu'ils n'en seront point réduits à cette extrémité, toujours pénible pour des parents, s'ils consentent à suivre à la lettre, et sans faiblir un seul instant dans leur tâche, les prescriptions relatives au traitement que nous allons leur indiquer, le plus efficace, jusqu'à ce jour, de tous les traitements en usage.

Le traitement que nous allons développer nous a toujours parfaitement réussi sur nous-même et sur les nôtres, comme il a d'ailleurs réussi à tous les médecins auxquels nous l'avons signalé.

Voici en quoi il consiste :

Pour un enfant au-dessous de 4 ans :

Eau pure, 300 grammes.
Perchlorure de fer, 10 grammes.

Pour un enfant de 4 à 7 ans :

Eau pure, 400 grammes.
Perchlorure de fer, 15 grammes.

Pour un enfant de 7 à 12 ans :

Eau pure, 500 grammes.
Perchlorure de fer, 20 grammes.

Pour un adulte :

Eau pure, 600 grammes.
Perchlorure de fer, 25 grammes.

Cette solution, qui est préparée par un phar-
macien, peut se conserver assez longtemps, si
l'on a le soin de tenir le flacon hermétiquement
bouché et dans un lieu sec. Au moment de s'en
servir, il n'est pas inutile de l'agiter quelque peu.

Si l'enfant trouve cette solution mauvaise au
goût, bien qu'elle ne soit simplement qu'astrin-
gente, il faut se garder d'y ajouter soit du sucre,
soit du sirop, car sa saveur n'en serait qu'aug-
mentée. Ce qui importe, c'est que l'enfant se
gargarise ou absorbe, comme nous le disons plus
loin, le liquide que l'on doit, à la rigueur, lui
faire prendre de force. (1)

Pour les enfants au-dessous de quatre ans, on
fait prendre, toutes les dix minutes ou tous les
quarts d'heure, suivant le degré du mal, une
cuillerée à café de la solution, et cela pendant au
moins 6 ou 8 heures ; puis une cuillerée à chaque
demi-heure pendant autant de temps, et enfin
une cuillerée toutes les heures jusqu'à ce que les
taches blanches de la gorge aient disparu complètement.

Pour les enfants au-dessus de quatre ans, on
procède de la même façon, mais en donnant
chaque fois une petite cuillerée à bouche du

(1) Si les quantités de solution que nous venons d'indiquer pour les différents âges sont insuffisantes pour le
traitement complet de la maladie, on a recours à un nouveau
flacon préparé sur les mêmes bases.

liquide. Si le malade sait le faire, il faut tâcher qu'il se gargarise la gorge, chaque fois, le plus longtemps possible et qu'il n'avale le remède, dans ce cas, qu'une fois sur deux.

Pour les enfants d'une dizaine d'années et les adultes, on se sert, dans les mêmes conditions, d'une cuiller à bouche de taille ordinaire.

Il arrive que chez les petits enfants récalcitrants, le liquide n'arrive pas jusqu'à la gorge ; dans ce cas, il faut immobiliser leurs mouvements et leur serrer le nez pour les obliger à avaler. Si le médicament ne produit pas un effet assez rapide, il faut se servir d'une plume et badigeonner très souvent la gorge du malade avec un peu de solution que l'on place dans un verre, en la renforçant au besoin par quelques gouttes de perchlorure.

Il ne faut jamais se servir, dans le traitement par le perchlorure, d'une cuiller en fer, à cause de la formation de sels de fer qui a lieu au contact du perchlorure ; il faut éviter également de se servir de linges neufs autour du malade, à cause des taches qu'y produit le médicament employé.

Après chaque cuillerée de solution, on fait prendre au malade une cuillerée de lait tiède, qui enlève l'arrière-goût laissé par le perchlorure.

Le médicament que nous recommandons étant inoffensif, on peut l'employer même dans les cas douteux ou à plus fortes doses que celles que nous indiquons.

Ainsi, dans le cas où il faudrait agir d'une façon plus rapide contre le mal envahisseur, on peut renouveler le traitement toutes les cinq ou six minutes et cela jusqu'à ce que l'on constate que la formation des fausses membranes a diminué d'une façon importante.

Ce qui est à redouter de la part des parents, dans le traitement de la maladie qui nous occupe, ce sont : 1° l'attendrissement auquel ils sont tentés de céder en voyant leur enfant pleurer et se tourmenter toutes les fois qu'il doit absorber la gorgée de solution ; 2° le sommeil trompeur du malade.

Il ne faut pas, sous aucun prétexte, CAR LA VIE DU MALADE EN DÉPEND ABSOLUMENT, suspendre le traitement, tant qu'il reste des taches blanches sur les muqueuses de la gorge ; il ne faut pas davantage, qu'on le sache bien, quand le malade dort tranquillement ou repose un peu à l'aise, cesser de lui administrer le médicament.

Si l'on suit à la lettre nos prescriptions, le traitement est à peu près infaillible. Il faut toutefois que le malade ait été pris à temps ; car il est évident que si les voies respiratoires sont envahies par les membranes, le remède devient impuissant et doit faire place à l'opération de la trachéotomie. Il faut d'ailleurs avoir recours à cette opération toutes les fois que le malade fait entendre ce que l'on appelle le *chant du coq*. Ce chant n'est autre chose que le bruit produit par l'entrée difficile de l'air dans les voies respiratoires.

✳

Si le malade est jeune et qu'il n'arrive que péniblement à expectorer les fausses membranes détachées par le remède, il faut lui procurer, toutes les deux ou trois heures, un vomissement.

Les vomissements aident d'ailleurs toujours à la guérison, à cause de leur action mécanique, qui contribue à détacher les fausses membranes.

Pendant le traitement, le malade doit avoir la tête un peu haute et l'on doit lui nouer autour du cou un simple foulard de soie ou de coton (ne jamais employer la laine); il ne faut pas, non plus, le tenir chaud de façon à le faire transpirer, mais simplement l'entretenir dans une douce moiteur.

La chambre où il se trouve doit être bien aérée, sans courant d'air, et l'on doit y faire quelques fumigations.

La tisane qui réussit le mieux dans le traitement de l'angine couenneuse est faite avec le second bouillon de l'orge, mélangé avec un peu de lait et que l'on édulcore avec du miel. Quant à l'alimentation, elle consiste, outre le lait dont nous avons déjà parlé, en potages légers et aliments rafraîchissants.

Il faut toujours veiller soigneusement à la liberté du ventre, car le perchlorure absorbé finit par amener un peu de constipation chez le malade.

Le traitement dure souvent 24 heures, au bout desquelles le malade, qui est fatigué, commence à prendre un peu de repos. Si la fièvre a disparu, on peut lui faire prendre, matin et soir, un bain de pied, en même temps que l'on procède à la reconstitution de ses forces par une alimentation légère : jus de viande, volailles, etc. Il faut éviter, autant que possible, de donner du vin pur au convalescent et laisser la nature lui rendre peu à peu ce qu'il a perdu.

Une purgation légère, vers le huitième jour de la convalescence, achève promptement la guérison.

Nous le répétons, le point capital, dans le traitement par le perchlorure, consiste à agir vigoureusement dès le début de la maladie, sans se laisser jamais émouvoir ni attendrir de quelque façon que ce soit.

La vie du malade dépend complètement de ceux qui sont préposés à ses soins et à sa garde.

Nous croyons utile maintenant de rappeler ici les mesures sanitaires à prendre dans l'entourage d'un diphtérique, telles qu'elles ont été indiquées au comité consultatif d'hygiène publique de France, par le Docteur GRANCHER, de la Faculté de médecine de Paris : .

« 1º Il faut pratiquer, à l'aide de l'eau bouillante chargée de carbonate de soude à 50 grammes par litre d'eau, la désinfection immédiate des objets qui ont servi au diphthéritique, ou qu'il a touchés, notamment de tout ce qui a servi à son repas : timbale, couteau, fourchette, serviette, etc. ;

« 2º Il faut que les médecins et les infirmiers protègent leurs vêtements par une blouse rigoureusement désinfectée à l'étuve après la visite de chaque jour, et qu'ils aient la précaution de se laver minutieusement les mains au sublimé acide ou à la solution phénique à 5 pour 100 et glycérinée ;

« 3º Il faut que tout objet transportable à l'étuve à vapeur sous pression, y soit désinfecté, la literie, les draps et les vêtements notamment. Tous les objets non transportables, ainsi que le sol et les murs de la chambre à coucher d'un diphtéritique, seront lavés au sublimé. »

Note. — Le docteur Aubrun a employé le perchlorure de fer et les succès qu'il a obtenu lui ont fait considérer cet agent thérapeuthique comme un vrai spécifique dans le traitement de l'angine et du croup.

D'autre part, le docteur Cottin le préconise dans un ouvrage paru récemment et qui est intitulé : *Plantes, remèdes et maladies,* par le docteur Lehamau.

Moulins. — Imp. F. CHARMEIL, 13, place de la liberté.

111

MOULINS. — IMP. F. CHARMEIL